ESSAI DE PÉDAGOGIE MÉDICALE

MÉTHODE

à suivre dans l'Observation d'un Cas clinique
d'une Maladie de l'Appareil respiratoire
pour l'Exposé Didactique et l'Étude Comparative
de ces mêmes maladies

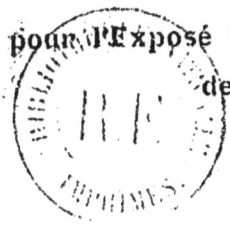

PAR

Le Dr Germain REY

Médecin du Bureau de Bienfaisance,
Lauréat de la Société de Médecine de Toulouse,
Lauréat de l'École de Médecine de Toulouse

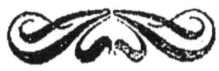

TOULOUSE

IMPRIMERIE SAINT-CYPRIEN

27, ALLÉES DE GARONNE, 27

—

1908

ESSAI DE PÉDAGOGIE MÉDICALE

MÉTHODE

à suivre dans l'Observation d'un Cas clinique
d'une Maladie de l'Appareil respiratoire
pour l'Exposé Didactique et l'Étude Comparative
de ces mêmes maladies

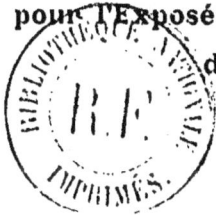

PAR

Le Dʳ Germain REY

Médecin du Bureau de Bienfaisance,
Lauréat de la Société de Médecine de Toulouse,
Lauréat de l'Ecole de Médecine de Toulouse

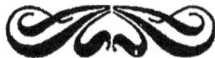

TOULOUSE

IMPRIMERIE SAINT-CYPRIEN

27, ALLÉES DE GARONNE, 27

1908

ESSAI DE PÉDAGOGIE MÉDICALE

MÉTHODE

à suivre dans l'Observation d'une Cas clinique d'une Maladie de l'Appareil respiratoire pour Exposé Didactique et l'Étude Comparative de ces mêmes maladies

LUE LES 21 DÉCEMBRE 1907 ET 2 JANVIER 1908,
DEVANT LA SOCIÉTÉ DE MÉDECINE DE TOULOUSE

MONSIEUR LE PRÉSIDENT,
MESSIEURS,

Encouragé par le bienveillant accueil que vous avez fait à ma dernière communication *Le Centenaire de Barthez*, je viens aujourd'hui vous exposer la méthode que j'ai conçue pour l'observation et l'Exposé Didactique d'une maladie de l'appareil respiratoire.

Je suis toujours au point de vue Doctrinal un Barthézien pur, et je vous préviens que si j'emploie le mot de maladie, c'est pour me conformer à l'usage, car en Pneumopathologie, à part la Pneumonie que nous, vitalistes, nous proclamons une maladie générale, une véritable maladie, nous ne pouvons considérer la Bronchite, l'Œ-dème, la Congestion pulmonaire, l'Asthme, la Pleurésie, l'Emphysème comme des maladies. Nous considérons ces faits morbides comme des actes morbides, les uns anato-miques comme la Bronchite, l'Œdème, la Congestion, la Pleurésie, etc..., les autres dynamiques comme l'Asthme par exemple.

Permettez-moi, à ce sujet, d'ouvrir une parenthèse pour vous expliquer la distinction montpelliéraine entre l'état morbide, l'acte morbide et la maladie. Aucun médecin ne se fie seulement aux lésions anatomiques et aux symp-tômes visibles; il distingue dans la maladie le fond, et la forme, l'être et le paraître, l'état morbide et l'acte morbide. Les anciens n'avaient aucun doute à cet égard. Hippocrate se garde bien de dire qu'il faut employer la saignée dans la pleurésie, la dysenterie, etc..., car ces dénominations désignent des actes morbides pouvant se rattacher à des états morbides divers, même opposés. Hippocrate conseille donc la saignée pour un état morbide spécial qui est l'état inflammatoire.

L'état morbide est la modification vitale qui est la cause latente et prochaine des phénomènes sensibles de la ma-ladie. L'acte morbide comprend ces phénomènes sensibles.

Les vrais cliniciens élevés à des écoles médicales dif-férentes ont eu de tout temps l'intuition de cette distinc-tion. Mon maître Bonnemaison dit dans sa clinique mé-dicale au chapitre Bronchite et Emphysème « la bronchite n'est pas une entité pathologique, mais un simple état anatomique lié à des conditions morbides fort différen-tes ».

Le professeur Landouzy dit dans le traité de médecine de Brouardel et Gilbert, au chapitre Pleurésie: « Nous

dénions formellement à la pleurésie séro-fibrineuse le titre
et rang de maladie »; il veut la placer au second plan
parmi les syndromes morbides, parmi les affections symp-
tomatiques de maintes maladies infectieuses et toxiques
qui se localisent sur la plèvre.

Le mot acte morbide anatomique qui est le vrai manque à ces deux auteurs qui ont cependant saisi la dif-
férence.

Pour nous, la maladie est plus loin, plus haut, dans
l'altération de la force vitale, cause de la vie qui préside
par l'intermédiaire des grands appareils organiques aux
actes de l'innervation, de la nutrition, des sécrétions,
etc.... Cette altération de la force vitale est l'affection,
l'état morbide qui, jointe aux actes morbides, constituent
réunis toute la maladie: maladie comprenant ainsi tout
ce qui constitue le fait pathologique, cause invisible et
effets sensibles.

Depuis de longues années déjà, j'étais frappé du peu
d'ordre, de méthode et de philosophie médicale qui ré-
gnaient dans les divers ouvrages didactiques. Cela m'avait
préoccupé dès le début de ma carrière; après la lecture
de plusieurs traités de Pathologie, anciens, modernes,
français et étrangers, de l'étude approfondie de la Pathologie générale de Jaumes, et, après beaucoup de médita-
tions, j'ai conçu la méthode spéciale qui sert aussi bien
pour l'observation d'un fait clinique que pour l'enseigne-
ment d'un cas de Pneumopathologie.

RENSEIGNEMENTS GÉNÉRAUX

Voici l'exposé et la marche de ma méthode.

Modes de début. Avant d'aborder l'étude du facies et de l'habitus extérieur, il faut interroger le malade pour pouvoir constater si la maladie est aiguë ou chronique. Il faut ensuite demander des renseignements sur le mode de début du mal. Si le sujet a passé brusquement de l'état de santé à l'état de maladie, on pensera à la pneumonie, à l'asthme, à l'œdème pulmonaire. Si la maladie a eu une évolution lente, le médecin sera mis sur la voie du diagnostic de la tuberculose, par exemple, par la multiplicité des bronchites à répétition qui ont précédé l'état actuel, par le fait d'une hémoptysie antérieure et d'un amaigrissement et une dénutrition progressive survenus depuis peu. Si le malade par suite de sa profession est exposé aux poussières, minérales ou végétales, on pensera aux pneumokonioses, à la dilatation bronchique, emphysème, etc.... De même, s'il est obligé d'effectuer des efforts continuels, prédisposant à la dilatation et à la rupture des vésicules pulmonaires, on pensera à l'emphysème. Le mode de début a donc une importance considérable, il sera la première lumière qui va guider le clinicien dans le dédale diagnostique.

Facies. Cet examen général terminé, le premier phénomène saillant qui attire votre attention, quand un malade de

cette catégorie vous est présenté, c'est son facies et son
attitude extérieure. C'est vers ces objets que l'on doit
diriger l'attention de l'élève car il y trouvera déjà de
nombreux faits qui dirigeront son diagnostic futur.

En effet, la souffrance, la difficulté de respirer, se tra-
duit énergiquement sur le visage du malade et ce mas-
que mobile dira déjà au praticien exercé le nom du mal
qui le tourmente. L'expression faciale est ici toujours dif-
férente du facies des maladies de l'abdomen qui expriment la souffrance, l'abattement, les tourments de l'esprit
et des maladies du cœur qui présentent les traces d'une
turgescence sanguine active ou d'une stase passive et où
la figure est œdématiée, jaunâtre, cireuse et sans expression. Ici, elle est caractéristique : on observe la dilatation forcée des ailes du nez, l'ouverture de la bouche,
l'agrandissement de l'ouverture des paupières, le tiraille-
ment excentrique de tous les traits, en un mot, l'expansion de la face. Cette expansion de la face se rencontre à
divers degrés, avec des modifications, mais avec un fond
immuable chez les tuberculeux, les pneumoniques, dans
l'emphysème, la pleurésie, la coqueluche, l'asthme, etc...,
dans les actes morbides ou maladies les plus opposées du
même appareil. On note aussi la rougeur de l'une des pom-
mettes comme caractéristique d'une de ces maladies : la
pneumonie.

Le second phénomène que l'on observe est l'attitude
extérieure : 1° d'abord l'accélération de la respiration
avec mouvement d'élévation du thorax; 2° un décubitus
spécial, qui va indiquer la nature du mal, et le côté de
la poitrine où siègent les lésions.

Habitus Exté-
rieur.
Décubitus.

Dans les maladies douloureuses, les malades seront
toujours couchés sur le côté opposé à la douleur; si vous
voyez un malade assis sur le bord du lit, les jambes pen-
dantes, le tronc soutenu par des oreillers, la tête élevée,
vous pouvez dire hardiment, sans hésiter, que c'est un

pulmonaire; un cardiaque ne prend cette position que quand son poumon est déjà compromis plus ou moins gravement, c'est-à-dire quand il est à la période d'asphyxie.

Si vous voyez un malade constamment couché sur le même côté, vous pouvez avancer hardiment que c'est le côté non malade, ou le moins atteint des deux.

Symptomatologie

Si l'on jette une vue d'ensemble sur la symptomatologie du poumon, on reconnaît de suite la nécessité de les classer en symptômes fonctionnels, symptômes physiques et symptômes généraux.

Je fais remarquer à l'élève que nos livres classiques modernes disent signes physiques au lieu de symptômes; c'est une dénomination fausse. Il ne faut jamais faire un pas en avant en pathologie spéciale que guidé par le flambeau de la pathologie générale. Un symptôme et un signe sont deux choses fort différentes : on tire les signes des symptômes, de même qu'on les tire des faits étiologiques et thérapeutiques. Les symptômes servent à connaître l'état présent de la maladie et à prévoir son état futur; on peut donc en tirer des signes diagnostiques et des signes pronostiques. On interprète les symptômes pour les transformer en signes; mais il faut une opération mentale intermédiaire indispensable.

Je proteste contre cette confusion des auteurs modernes.

Il faut dire à cet élève que les symptômes fonctionnels sont le résultat de l'altération de la fonction d'un organe atteint généralement d'une lésion morbide, que les symptômes physiques sont la conséquence des conditions matérielles produites par la lésion; que les symptômes généraux sont ceux qui sont perçus dans l'ensemble et qui prouvent une modification profonde de l'être vivant.

Symptômes fonctionnels

Si l'on considère seuls les symptômes fonctionnels, on est frappé de ce fait, qu'au milieu des symptômes si divers qui frappent l'esprit de l'observateur et qui sont comme l'expression phénoménale de la maladie, quatre se détachent avec un relief puissant et attirent l'attention du praticien, ce sont : la toux, l'expectoration et matières expectorées, l'oppression et la douleur thoracique. Ce sont les symptômes cardinaux.

Nous allons passer successivement en revue ces quatre symptômes cardinaux et montrer à l'élève avec quelle méthode ils doivent être étudiés et analysés.

DE LA TOUX

Et d'abord considérons les faits à un point de vue élevé, celui de la philosophie médicale, et sans entrer dans des considérations étrangères à la nature de cette étude, demandons-nous ce qu'est la toux. Nous répondrons qu'elle est un acte de défense de l'être vivant, un des côtés de cette « natura médicatrix » dont les Grecs avaient bien saisi le sens intime : η φυσισ ιατρει (c'est la nature qui guérit) ; un de ces épisodes de la lutte universelle dont M. Le Dantec nous a si bien décrit les détails. C'est une anomalie fonctionnelle qui a un but réparateur et qui manifeste l'effort curatif de l'unité vivante. Elle a pour but final l'élimination d'un obstacle qui gêne la pénétration de l'air dans les voies aériennes, mucosités, corps étrangers, ou bien elle manifeste simplement une incitation anormale perçue par l'appareil respiratoire dont le point de départ peut être dans d'autres organes.

Ceci dit, pénétrons au cœur de la question.

Nous dirons à l'élève : la toux peut manquer, fait paradoxal, que nous expliquerons tout à l'heure et quand elle existe, ce qui est dans la généralité des cas, elle doit être étudiée relativement à son siège, sa nature, son caractère, sa durée, son rythme, son intensité et son timbre.

La toux n'existe point dans la pneumonie asthénique propre aux individus profondément cachectiques, à ces malades dont parlent Grisolle, Charcot et Prus, vieillards de la Salpêtrière que l'on ne croyait pas malades, qui tombent morts dans la cour et à l'autopsie desquels on trouve les trois quarts des poumons frappés d'hépatisation grise. Il faut dire à l'élève que l'absence de toux est un signe fâcheux alors que les sécrétions pathologiques continuent à se produire et qu'on peut dans la bronchopneumonie considérer ce fait comme l'avant-coureur d'une fin prochaine, et que chez les vieillards cette absence est due au défaut de sensibilité de la muqueuse bronchique qui ne peut plus être éveillée par les mucosités sécrétées à la surface de cette membrane.

Absence de la toux.

La toux peut être gutturale, laryngée, croupale, bronchique, gastrique, hépathique, intestinale (vermineuse), utérine.

Siège de la toux.

Selon qu'elle est due à une maladie du pharynx, des amygdales, du larynx, des bronches, à une affection de l'estomac, du foie, à la présence de parasites dans l'intestin ou une lésion utérine. Toux laryngée se produisant sans de grands efforts musculaires, les malades vous indiquant eux-mêmes que le siège se trouve dans la contraction spasmodique des muscles du larynx ; toux croupale ressemblant au chant du coq, aux aboiements d'un chien, au gloussement d'une poule ; toux trachéale, bronchique, reconnaissable à l'impression désagréable que les malades éprouvent derrière le sternum ou entre les épaules.

Nature de la toux. Elle est nerveuse, essentielle ou sympathique. La toux nerveuse, d'après Lasègue, offre cette particularité de cesser complètement pendant le sommeil, de rester toujours la même tant qu'elle dure, ayant même timbre, se produisant sous forme d'accès composés d'un même nombre d'expirations et pouvant durer des années.

Caractères de la toux. Elle est sèche ou humide.

Toux sèche : Quand elle se produit d'une manière incessante, opiniâtre, elle prend le nom de toux férine. On l'observe au début de la rougeole. La toux sèche accompagne le début de la tuberculose, de la pneumonie et de la pleurésie.

Durée de la toux. Elle peut être rare, fréquente ou continuelle.

Rythme de la toux. Elle est quinteuse, se manifestant sous forme d'accès caractérisés par une série d'expirations convulsives, comme c'est le cas dans la coqueluche. Elle est spasmodique, le réflexe une fois établi persiste jusqu'à épuisement de la force expiratrice.

Intensité de la toux. Elle est légère ou forte, éteinte, aphone, dans tous les cas où les cordes vocales ne peuvent vibrer, comme dans les laryngites ulcéreuses, croup.

Timbre de la toux. La toux peut être bruyante, sonore, sifflante, rauque, aboyante, dans la laryngite chronique.

EXPECTORATION ET MATIÈRES EXPECTORÉES

L'expectoration doit être étudiée selon qu'elle se produit avec toux, sans toux, ou par flots.

Expectoration avec toux, est facile à la fin des bronchites, de la pneumonie ou laborieuse dans la bronchite goutteuse.

Dans l'expectoration sans toux, elle se produit par le renfoncement brusque, d'impulsion de la colonne d'air (emphysème, bronchorrhée, hémoptysie).

Dans ces deux cas, l'expectoration peut être rare ou abondante. Dans l'asthme, les crachats perlés peuvent se produire sans toux, à la suite d'un éternuement, ou d'une série d'éternuements violents. Dans l'expectoration par flots, elle est toujours très abondante et comme vomie ; il en est ainsi dans l'évacuation d'abcès pulmonaires ou pleuraux et dans les hémoptysies très abondantes.

CRACHATS

On doit d'abord passer en revue les propriétés physiques des crachats : observer attentivement leur quantité, leur aspect, leur couleur, leur forme, leur consistance, leur odeur, leur saveur, puis aborder l'étude microscopique, bactériologique, et enfin l'étude histo-chimique et cytologique. Le crachat étant étudié sous ces divers points de vue, il faut l'interpréter et en tirer des signes diagnostiques et pronostiques.

L'expectoration peut n'être composée que d'un petit globule comme dans la bronchite des goutteux, ou s'élever à plus d'une livre, comme chez les dilatés bronchiques. *Quantité.*

Les crachats peuvent être transparents, comme les crachats séreux, aérés dans les bronchites de l'arbre aérien supérieur, non aérés dans les bronchites capillaires. *Aspect.*

Colorés en rose, de façon diffuse, dans les crachats séreux des congestions pulmonaires ou de l'œdème bronchoplégique, safranée, rouillée dans les inflammations ; rouges de sang, dans les hémorragies ; verdâtres, jaunâtres, dans les crachats muco-purulents de la période de coction des bronchites grippales et de la tuberculose aux périodes avancées. *Couleur.*

Nummulaires dans les phtisies ; globules en forme de perles dans l'asthme. *Forme.*

Consistance. Fluides, limpides, comme dans les crachats séreux et spumeux, avec un état gluant, filant, demi-solide, comme dans les crachats muqueux; visqueux, adhérents comme dans la pneumonie.

Odeur. Fétide, de macération cadavérique, dans les bronchites putrides et gangrènes pulmonaires, fade comme dans les crachats purulents.

Saveur. Douce, amère, salée.

Il faut recommander à l'élève d'étudier dans l'ordre suivant la douleur thoracique.

DOULEUR THORACIQUE

Présence ou absence. Elle manque rarement.

Son siège. Elle siège le long du sternum, à l'épigastre, à la base de la poitrine, au dos, entre les épaules, mais son siège le plus habituel est au-dessous et un peu en dehors du mamelon, comme dans la pneumonie.

Son intensité. Quelquefois légère, quelquefois très intense.

Son caractère. Comparable à un point, à une contusion, un déchirement, une brûlure.

Sa durée. Permanente, ou ne se montrant que quand les malades font une grande inspiration, ou dans les efforts de toux, les éternuments, l'action de parler.

Sa pathogénie. Occasionnée la plupart du temps, par une lésion de la plèvre ou des parois thoraciques.

Sa valeur symptomatique. Et de cette étude on tire des renseignements précieux pour le diagnostic.

OPPRESSION

L'oppression est encore un symptôme très important en pneumopathologie et qui a une origine très diverse. On la désigne sous le nom assez banal de Dyspnée. Cependant une réforme commence à se produire dans les livres classiques modernes. On emploie pour chaque type spécial d'oppression dans les diverses maladies pulmonaires, les termes : de Polypnée, pour l'oppression que présentent ordinairement les phlegmasies, bronchites, pneumonies ;

Polypnée.

D'Ortopnée, dans la Bronchite capillaire ;

Orthopnée.

De Dyspnée, aux deux temps de la respiration comme dans la Bronchite pseudo-membraneuse et diphtérique ;

Dyspnée aux deux temps de la respiration.

De Dyspnée inspiratrice, dans le rétrécissement de la Trachée et des Bronches ;

Dyspnée inspiratrice.

De Dyspnée expiratrice, à l'oppression de l'asthme et de l'emphysème.

Dyspnée expiratrice.

Symptômes physiques

Si nous passons maintenant à l'étude des symptômes physiques, qu'il vaudrait mieux appeler symptômes fonctionnels physiques, nous commençons l'examen par l'inspection de la poitrine et nous observons attentivement s'il existe une voussure, une dépression, des mouvements anormaux du thorax, des tumeurs de la paroi thoracique ou une perforation. Puis nous soumettons la poitrine à la Palpation. Nous examinons la tension, la fluctuation de la paroi thoracique et nous terminons par l'examen des vibrations vocales. Nous continuons notre examen par la mensuration de la poitrine, qui nous donne des renseignements sur l'augmentation du volume de la poitrine ou sur sa diminution.

Inspection.

Palpation.

Mensuration.

Nous percutons le thorax et nous notons l'état de l'élasticité de ses parois. Nous observons l'état de la sonorité normale, son hypersonorité ou tympanisme, sa diminution, submatité ou matité suivant les degrés. Il est sous-entendu qu'au préalable on a montré à l'élève les résul-

Percussion.

tats de la percussion sur un sujet bien portant et à thorax

Auscultation. normal. Nous terminons enfin par l'Auscultation. L'auscultation comprend trois étapes : 1º l'auscultation des deux temps de la respiration ; 2º l'auscultation de la voix ; 3º l'auscultation de la toux.

AUSCULTATION DE LA RESPIRATION

Murmure vésiculaire. L'étudiant doit d'abord porter son attention sur les modifications du murmure vésiculaire, quand il a au préalable, comme pour la percussion, étudié d'une façon parfaite et complète les caractères physiologiques de ce murmure sur un sujet en bonne santé. On doit procéder de la façon suivante : Observons d'abord très attentivement les **Modifications dans l'intensité.** modifications d'intensité, reconnaissons si le murmure est *fort*, *faible* ou *nul*.

Le murmure *fort* est signe de suppléance, il indique la lésion d'un point éloigné de celui qu'on ausculte.

Le murmure *faible* dépend de ce que le bruit est transmis moins complètement à l'oreille ou de ce qu'il se produit avec moins d'intensité ; on le constate le plus souvent au début de la tuberculose dans l'emphysème pulmonaire et les épanchements liquides de la plèvre.

La *suppression* du murmure vésiculaire annonce le plus souvent une pleurésie avec épanchement abondant et moins souvent un pneumothorax sans perforation. Cette **Modifications dans le rythme.** notion acquise, observez le rythme, assurez-vous si la respiration est *rare*, *fréquente*, *longue* ou *courte*, *régulière* ou *saccadée*, enfin si l'expiration est *prolongée*.

De ces diverses modifications du rythme, cette dernière a une grande valeur diagnostique. Elle se rencontre le plus souvent dans l'emphysème pulmonaire et la tuberculose au début.

Etudiez ensuite le murmure vésiculaire au point de vue

des altérations dans le timbre et assurez-vous s'il est rude, *bronchique* ou *tubaire*.

La rudesse se rencontre dans l'emphysème, la tuberculose au début, dans tous les cas où il y a induration pulmonaire : Dans l'emphysème elle coïncide avec la voussure et la sonorité exagérée du thorax. Dans la tuberculose au début avec l'expiration prolongée et la matité.

La respiration bronchique s'entend le plus fréquemment dans la tuberculose, la pleurésie et la pneumonie : elle est la conséquence de l'augmentation de densité du poumon que produisent ces actes morbides ou dans la pleurésie de l'affaissement des parties les plus souples du poumon, de l'abolition du murmure vésiculaire, le bruit des bronches étant seul perçu. Il faut enfin se rendre compte de la tonalité, savoir si la respiratoion est caverneuse ou amphorique.

La respiration *caverneuse* est l'indice la plupart du temps d'une caverne plus rarement d'une dilatation bronchique en ampoule.

La respiration *amphorique* caractérise le pneumothorax avec fistule pulmonaire ou la caverne. Le murmure vésiculaire ausculté, on doit passer à l'examen des bruits adventices, ou surajoutés, c'est-à-dire des râles. Ces râles sont de deux ordres : ils sont secs ou vibrants, humides ou bullaires.

Les premiers sont divisés en ronflants et sibilants, division basée sur leur tonalité grave ou aiguë.

Les seconds selon la finesse ou la grosseur des bulles, en râles crépitants ou sous-crépitants, fins, moyens ou à grosses bulles et enfin râles caverneux.

Les râles sonores ou vibrants annoncent presque toujours un état phlegmasique des bronches ou un rétrécissement spasmodique de ces conduits.

Le râle crépitant est presque pathognomonique de la pneumonie à la période de congestion.

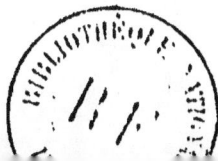

Les râles sous-crépitants à grosses, moyennes ou fines bulles, caractérisent la bronchite à la période d'hypersécrétion ou les tubercules en voie de ramollissement; dans le premier cas, ils résident à la base des poumons; dans le second, au sommet.

Les râles caverneux ou gargouillement annoncent une excavation en partie remplie de liquide: caverne pulmonaire résultant de la fonte des tubercules, d'un abcès, d'une gomme ramollie, d'une gangrène, d'un cancer ulcéré ou d'une dilatation bronchique en ampoule.

Bruit de frotte- ment. Le bruit de frottement est un bruit spécial qui se produit dans la tuberculose de la plèvre, mais il indique une pleurésie en voie de guérison.

Auscultation de la voix. Le murmure vésiculaire étant observé quant à ses modifications et les bruits adventices étant notés, on fait parler son malade et l'on recherche les modifications de la voix. Sous certaines modifications pathologiques, la voix devient bronchique, chevrotante, caverneuse, amphorique.

La voix bronchique ou bronchophonie se produit dans les conditions physiques suivantes: induration pulmonaire. C'est dans la pneumonie et la tuberculose que cette augmentation de densité du poumon est la mieux réalisée; elle peut exister aussi dans certains cas de pleurésie.

La voix chevrotante (égophonie) annonce un épanchement pleural ou un hydrothorax. Si elle existe d'un côté et s'accompagne de fièvre, elle dénote une pleurésie à épanchement moyen; si elle existe des deux côtés, si elle ne s'accompagne pas de fièvre et coïncide avec une hydropisie générale, elle est l'indice d'un hydrothorax.

La voix caverneuse (pectoriloquie) annonce une dilatation bronchique en ampoule, une excavation d'origine tuberculeuse, purulente (abcès), syphilitique (gomme), gangréneuse, cancéreuse, apoplectique. La voix amphorique, elle, indique comme la respiration amphorique un pneu-

mothorax, plus rarement une vaste excavation pulmonaire.

On termine enfin son examen en faisant tousser son malade et en notant s'il y a lieu le caractère tubaire, caverneux ou amphorique de ce symptôme. On se rappellera
que la toux tubaire est liée à l'hépatisation pulmonaire,
que la toux caverneuse est un des symptômes les plus
positifs de caverne pulmonaire, et enfin, que la toux amphorique annonce, avec la respiration et la voix amphorique, l'existence d'un pneumo-hydrothorax ou une vaste
caverne.

Mais il faut cependant se rappeler ce précepte de Lasègue, que l'auscultation n'est correcte qu'à la condition
de dégager la respiration vraie de ces bruits supplémen-
taires, de ne jamais perdre de vue et de se rendre un
compte exact des caractères qui lui sont propres. Quelque
difficulté qu'elle présente, cette recherche analytique est
toujours possible. L'oreille s'aiguise et, après un suffisant
exercice, elle acquiert une aptitude qui ne se perd plus.
Etant donné, par exemple, des râles muqueux, agminés
ou disséminés dans l'étendue des deux poumons, il faut
discerner en dessous la qualité de la respiration et faire
ainsi deux parts, l'une au bruit adventice, l'autre à la
modalité respiratoire.

Tous ces symptômes physiques expriment d'une façon
si exacte la nature physique et le degré de changement de
texture que, bien qu'ils ne fournissent aucune donnée directe relativement à la nature morbide de ces change-
ments, ils peuvent être regardés à bon droit comme autant
d'instruments qui permettent en quelque sorte de faire
l'anatomie-pathologique sur le vivant, mais il ne faut pas
se laisser absorber par l'unique préoccupation du symptôme physique, il faut faire une large part aux symptômes
généraux, le but plus important à atteindre, c'est la détermination de la nature morbide de cet état anatomique.

Auscultation de la toux.

Les symptômes physiques n'aident à faire que le diagnostic anatomique, et ils n'ouvrent aucune vue directe sur la nature des états morbides.

Pour aborder avec méthode l'examen de l'état physique du poumon, il est nécessaire de localiser autant que possible ces symptômes fonctionnels physiques et dans ce but, on a divisé la surface de la poitrine en régions qui doivent correspondre autant que possible à des régions internes ou à des détails extérieurs importants. Voici les divisions établies par Walslie et que j'adopte complètement.

Cet auteur divise la poitrine en régions antérieures, latérales et postérieures. Les régions antérieures comprennent : les régions sus-claviculaires, claviculaires, sous-claviculaire, mammaire, sous-mammaire, sus-sternale, sternale supérieure, sternale inférieure. Les régions latérales sont : les régions axillaires et sous-axillaires. Les postérieures comprennent : les régions sus-épineuse, sous-épineuse, scapulaire inférieure, et interscapulaire.

La Région sus-claviculaire est limitée en haut et en dehors par le bord externe du trapèze, en bas par la clavicule, en dedans par le bord externe du muscle sterno-cleido-mastoïdien. Là se trouvent : le sommet triangulaire du poumon, une partie des artères sous-clavières et carotides et des veines sous-clavières et jugulaires.

La Région claviculaire comprend la partie de la clavicule derrière laquelle se trouve le poumon, ou pour parler plus exactement, la moitié interne de cet os ; au-dessous de lui et des deux côtés, se trouve le poumon à droite au niveau de l'articulation sterno-claviculaire, le tronc brachio-céphalique atteint juste les limites internes de cette région, tandis que l'artère sous-clavière la croise en dehors : à gauche, se trouvent plus profondément les artères carotides et sous-clavières.

La Région sous-claviculaire s'étend de la clavicule en haut, au bord inférieur du grand pectoral en bas et au bord intérieur du deltoïde en dehors.

Région Mammaire. Elle est bornée en haut par le bord inférieur de la troisième côte, en bas par la sixième, en dehors par une ligne verticale qui se continue avec le bord externe de la région sous-claviculaire, en dedans par le bord du sternum.

Les organes qui correspondent à cette région varient notablement des deux côtés. A droite se trouve le poumon qui s'étend en bas jusqu'à la sixième côte. La moitié droite du diaphragme et le foie montent habituellement jusqu'au quatrième espace. A gauche, le bord antérieur du poumon se dirige obliquement en bas et en dehors à partir du quatrième cartilage, laissant pour le cœur un espace libre dont l'étendue varie et il gagne ainsi la cinquième côte.

Région sous-mammaire. — Limitée en haut par une ligne qui part obliquement en dehors du sixième cartilage; en bas, par une ligne courbe formée par le rebord des fausses côtes; en dehors, par le prolongement du bord externe de la région mammaire, cette région correspond en dedans à l'extrémité inférieure du sternum.

Région sus-sternale. — Petite région plus ou moins creuse, bornée en bas par l'échancrure du sternum et latéralement par les muscles sterno-cleido-mastoïdiens. La trachée la remplit presque complètement; le poumon ne lui correspond pas.

Région sterno supérieure. — Cette région correspond à cette partie du sternum qui est placée au-dessus du bord inférieur de la troisième côte. On y trouve la veine brachio-céphalique gauche et une partie de la droite; les parties ascendante et transverse de la crosse de l'aorte; l'artère pulmonaire depuis son origine jusqu'à sa

bifurcation. Les valvules aortiques qui correspondent au
bord inférieur du troisième cartilage gauche; enfin la
trachée avec sa bifurcation au niveau des secondes côtes.

Région sternale inférieure. — Elle correspond au reste
du sternum et comprend la plus grande partie du ventri-
cule droit et une petite partie du gauche. Les valvules
tricuspides et mitrale, la dernière un peu en arrière de
l'autre, occupent derrière le milieu du sternum ou un peu
plus bas le bord supérieur de cette région.

Sur les faces latérales, on envisage tantôt la ligne
axillaire proprement dite, abaissée verticalement depuis
le sommet de l'aisselle jusqu'au rebord des fausses côtes,
tantôt les deux lignes axillaire antérieure et axillaire
postérieure, qui forment les limites de la région correspon-
dante. On distingue de chaque côté les fosses sous-épineuses qui, chez l'homme vigoureux, forment plutôt une
saillie légère, en forme de triangle allongé dans le sens
transversal. Ces fosses sous-épineuses correspondent aux
limites des muscles du même nom.

Région sous-scapulaire. — Ses limites sont: en haut,
l'angle inférieur du scapulum et la septième vertèbre dor-
sale: en bas la douzième côte, en dehors le bord posté-
rieur de la région sous-axillaire; en dedans l'épine. Elle
répond immédiatement et jusqu'à la onzième côte au
poumon; à droite, au foie, depuis le niveau de cette côte
jusqu'à la limite inférieure de la région; à gauche, elle
répond en dedans à une petite partie de la masse intestinale et en dehors à la rate.

Région interscapulaire. — Elle occupe l'espace qui se
trouve entre le bord interne du scapulum et les apophyses
épineuses des vertèbres dorsales de la deuxième à la
sixième. Elle répond des deux côtés au poumon, aux bronches mères et aux ganglions bronchiques.

REMARQUE. — La région antérieure de la poitrine est d'une médiocre épaisseur, le poumon est presque sous la main et sous l'oreille: aussi l'exploration est facile, mais il est inutile de la porter trop vers la région externe de la clavicule. Il faut explorer la région claviculaire parce que le poumon fonctionne à son sommet avec une énergie plus grande qu'ailleurs. Il faut se servir du sthétoscope (surtout pour diagnostiquer la tuberculose au début), parce que cet instrument renforce un peu les bruits et s'applique à des régions (creux axillaire, sous claviculaire, sur claviculaire), peu accessibles autrement, surtout chez les gens maigres, et qu'il permet de limiter les bruits anormaux peu nets.

L'auscultation et la percussion dans les fosses sus et sous-épineuses sont de peu de profit; une double ceinture osseuse, une triple couche de muscles épais, du tissu cellulaire, séparent le poumon de la peau. Il n'en faut pas davantage pour altérer et rendre confus le bruit respiratoire et les sons rendus par la percussion; aussi, conseillons-nous surtout l'examen de la région située entre l'omoplate et la série des apophyses épineuses des vertèbres, celui de la région située au-dessous de l'angle du scapulum, enfin celui des parties latérales du thorax et de la région axillaire. Ce sont là les points où les recherches peuvent faire découvrir distinctement les phénomènes anormaux.

Symptômes Généraux

On note parmi les symptômes généraux des pneumo-pathies des symptômes nullement caractéristiques et qui appartiennent à toutes les maladies aigues accompagnées de fièvre. Je citerai la céphalalgie, le malaise, la cour-bature, etc...

Fièvre. Il y a lieu cependant d'étudier avec détail l'élément morbide fièvre, à cause de son importance considérable et du rôle qu'il joue dans l'évolution de toutes les maladies aiguës du poumon, telles que la pneumonie, la tubercu-lose, etc...

Il est formé d'une réunion de symptômes qui en sont comme l'expression et dont les principaux sont: l'élé-vation de la température et la rapidité du pouls. Etudions séparément ces deux symptômes. Le degré de la tempéra-ture doit être étudié dans ses rapports avec le pouls; et on observera qu'en général les courbes de la température et de la fréquence du pouls sont sensiblement parallèles.

Pouls.
Fréquence. Le pouls doit être étudié dans sa fréquence, dans sa forme, dans son amplitude, dans sa régularité.

On doit non seulement compter le nombre de pulsations, mais encore observer le rapport entre la fréquence du pouls et la respiration. On en tirera des signes diagnos-tiques et pronostiques d'une grande valeur et, dans ce but, il faut se rappeler que la fréquence du pouls et de la respiration est normalement comme 4,5 : 1.

On notera sa forme, le dicrotisme qui est un des caractères du pouls fébrile en général. Forme.

L'amplitude du pouls sera jugée par le tracé sphygmographique. Sa régularité sera constatée par la récurrence palmaire. Amplitude, Régularité.

Si nous passons en revue les symptômes présentés par l'appareil digestif, nous notons l'anorexie qui appartient à presque toutes les maladies et actes morbides ; la soif aux états fébriles. L'état saburral appartient aussi aux maladies aiguës du poumon, mais fait remarquable, on ne l'observe point chez les tuberculeux, même après des périodes aiguës assez longues. Le vomissement doit être recherché, il est un symptôme important et dont on tire un signe diagnostique : je citerai le vomissement alimentaire provoqué par la toux (toux émétisante de Pidoux). Symptômes présentés par l'appareil digestif.

La constipation est notée dans la pneumonie.

La diarrhée et le météorisme sont aussi observés dans la dernière période, période cachectique de la tuberculose.

L'urine doit être étudiée d'abord quant à ses caractères physiques, aspect, couleur, quantité, densité, odeur. Son analyse faite, on doit étudier les quantités des éléments normaux et leur rapport avec le chiffre physiologique et cela pour l'urée, l'acide urique, les chlorures, les phosphates, noter les éléments anormaux, albumine, glucose, pigment biliaire, indican, scatol, sang, etc... Enfin, il sera quelquefois utile de se rendre compte de la toxicité urinaire. Urine.

Le cœur et les poumons sont des organes unis intimement par leur situation anatomique et leurs fonctions, et il n'est pas étonnant que dans le cas de maladie d'un de ces organes leurs lésions ou perturbations fonctionnelles ne s'influencent réciproquement et ne retentissent l'un Symptômes présentés par l'appareil cardio-vasculaire.

sur l'autre. Aussi doit-on dans un cas clinique de pneumopathologie examiner attentivement le cœur et ses fonctions.

1º Par l'inspection; 2º la palpation; 3º la percussion;
4º l'auscultation.

Inspection. L'inspection fera reconnaître la voussure, la dépression, l'écartement des côtés, le choc du cœur, les batte-
ments de l'épigastre.

Palpation. La palpation nous renseignera sur le choc ou l'absence
de choc du cœur, la perforation des parois thoraciques,
le frottement, le frémissement cataire.

Percussion La percussion nous indiquera l'existence de la matité et son étendue.

Auscultation. L'auscultation confirmera en partie les donné s des
autres procédés d'investigation ou nous en donnera de
nouvelles par les modifications dans le siège où l'on entend les bruits du cœur dans l'état hygide; par des modifications dans l'étendue, dans le rythme de ces bruits, enfin, par la constatation de bruits surajoutés, bruits anormaux, bruits de souffle.

Psychologie du Malade

En étudiant les troubles fonctionnels, les lésions d'organes, les altérations de la force vitale, le médecin ne peut avoir la prétention d'étudier l'homme tout entier; il n'a étudié en partie que des faits matériels. Il y a, en effet, dans l'homme, un principe d'une essence supérieure qui est en union intime, en solidarité étroite avec l'agrégat matériel, une force dite force psychique distincte pour les actes moraux: c'est l'âme. Ces actes moraux ne tombent pas sous la condition d'espace et pour parler le langage de la philosophie, nous ne trouvons rien dans le mouvement qui leur soit adéquat.

Le médecin doit connaître tout l'homme, parce que toutes ses parties sont jusqu'à un certain point solidaires dans l'état de santé comme dans l'état de maladie. Cette force psychique exerce sur l'agrégat humain une incontestable action; par contre, elle subit son influence. Ce ne sont point là, en effet, de vaines spéculations. De même qu'un grand nombre de maladies dérivent de chagrins, des passions, des désordres de l'âme, on agit de même par l'intermédiaire de cette force psychique d'une manière puissante et efficace sur l'unité vivante toute entière. Le médecin doit étudier les modifications des facultés de l'âme; il doit observer chez son malade l'état de sa volonté, de son énergie, de son découragement. Il doit

Etat psychique.

noter ses craintes, ses terreurs, ses espérances, son indif-
férence, son égoïsme, l'irritation de son caractère, l'état
de ses sentiments affectifs, leur exagération, leur dévia-
tion. Croyez-vous que chez le tuberculeux la maladie soit
toute entière dans ses troubles fonctionnels, dans ses
lésions solidiennes et humorales, dans l'altération de la
force vitale? Elle est aussi dans la modification de sa
force psychique, dans la modification de son principe
pensant. Ce sont ces trois modalités qui constituent la
maladie toute entière.

De même, un asthmatique n'est point un malade seulement par sa dyspnée paroxystique; il l'est par son état
psychique particulier, son caractère, la mobilité de ses
idées, son nervosisme, son originalité, sa crédulité à
l'égard du merveilleux, sa suggestibilité.

Cet état psychique est donc très utile à connaître; un
médecin bon observateur tirera de cette influence récipro-
que du physique et du moral un pouvoir curateur considé-
ble. Il relèvera le courage du malade, endormira ses craintes, le rassurera, s'emparera de sa confiance pour son
bien, lui fera entrevoir l'espérance, un avenir meilleur, lui
communiquera une énergie nouvelle qui l'aidera à dominer et à relever la faiblesse de son agrégat matériel;
énergie qui, dans quelques cas, peut amener une guérison
radicale. Que le médecin se rappelle ces paroles d'un
noble penseur:

« Une âme énergique est maîtresse du corps qu'elle
habite. »

Diagnostic

Le diagnostic, dans nos livres classiques, est présenté à l'élève en masse confuse, sans la distinction philosophique indispensable pour sa bonne compréhension. Ce que l'on décrit la plupart du temps dans nos traités de pathologie, ce sont les actes morbides anatomiques et dynamiques (bronchite, pleurésie, asthme, congestion, œdème, etc...) On fait le diagnostic anatomique et c'est tout.

Un diagnostic, pour être complet, doit franchir trois étapes : il doit être anatomique, pathogénique, nosologique. On doit en d'autres termes faire le diagnostic de la lésion, de la cause et de la nature. **Diagnostic anatomique.**

Comme son nom l'indique, le diagnostic anatomique fait connaître la lésion matérielle qui, dans l'ordre de causalité, est la première et où réside la principale indication thérapeutique. L'école organicienne a surfait la valeur du diagnostic anatomique. Il s'en faut de beaucoup que ce diagnostic suggère toujours le traitement qui convient. Il faut se rappeler que la lésion de l'organe n'est qu'un effet subordonné à une cause, l'état morbide, lequel est une conclusion raisonnée, logique, une idée qui ne tombe pas sous les sens. La même lésion peut être le produit d'états morbides différents et même opposés. Donc, régler la thérapeutique uniquement selon la forme de la lésion,

c'est se vouer à l'erreur. Evidemment le diagnostic de la
lésion est indispensable, quand cette lésion constitue le
fait principal ; il est d'un grand secours pour le diagnostic
de l'état morbide. Mais dans ce dernier cas, le diagnostic
de la lésion d'organe sert à monter plus haut.

Le diagnostic anatomique comprend le diagnostic du
siège et de la forme.

Les maladies en actes impliquent des instruments qui
les exécutent et ont par conséquent un siège.

Le diagnostic du siège est très important, car le siège
fait évidemment la gravité ou la bénignité de la maladie.
Seulement comme une maladie présente souvent plusieurs
actes morbides, c'est dans le plus important que l'on
place le siège.

Quel est le plus important? C'est celui qui fournit une
indication thérapeutique primant celles qui viennent des
autres actes, soit parce qu'il est le premier dans l'acte
de causalité, soit parce qu'il entraîne avec lui les conséquences les plus graves.

Le siège matériel d'une maladie est partout où s'exé-
cute un acte morbide, mais il faut faire un choix, et ce
choix tombe sur l'acte qui, en l'état, intéresse le plus la
thérapeutique. Pour établir le diagnostic du siège, il faut
donc connaître tous les actes morbides, les rapports de
ces actes morbides entre eux et les conséquences de chacun d'eux pour le sujet.

Mais il y a plus, l'acte morbide siégeant dans un organe, il faut encore que le praticien indique la partie de
l'organe qui est atteinte. Ainsi, relativement au poumon,
il doit indiquer si l'acte morbide siège au sommet, au
lobe moyen, à la base. Le siège n'est qu'une partie de la
forme, mais certainement c'est le fond morbide qui l'em-
porte comme indication.

La fameuse phrase de Bichat: « Qu'est l'observation si
l'on ignore le siège du mal?» est malheureuse. Ignorer

le siège du mal est un fait regrettable, mais ignorer sa nature c'est manquer de base pour la thérapeutique. La forme est déterminée par la prédominance de tel ou tel élément morbide, soit l'élément inflammatoire, bilieux. asthénique, adynamique.

Cette notion appliquée à la pneumonie permet de concevoir le sens des expressions: pneumonie inflammatoire, bilieuse, asthénique, adynamique.

La forme proprement dite, comprend les lésions anatomiques, les symptômes et leur mode d'évolution.

C'est le vêtement que chaque espèce morbide revêt dans la majorité des cas. D'une façon générale, l'arrêt de développement de la maladie, l'absence des symptômes habituels, la larvation, les métastases, sont des signes diagnostiques qui indiquent une complication ou l'adynamie ou l'ataxie. Ainsi, une pneumonie sans crachats sanglants, sans toux, sans oppression, sans douleur, est une maladie dont on doit se méfier et qu'il ne faut point traiter comme une maladie ordinaire. Le diagnostic anatomique nous indique si l'altération matérielle, la lésion est une congestion, une inflammation, une hémorragie, une hydropisie, un œdème, un flux, une infiltration, une dilatation d'organe, une ulcération.

Le diagnostic pathogénique consiste à rattacher la lésion anatomique à une autre lésion ou à un trouble de la fonction. Ex.: une congestion pulmonaire, une bronchite liée à une lésion cardiaque; un emphysème lié à une bronchite chronique, à des accès d'asthme; un œdème pulmonaire lié à une néphrite, etc... *Diagnostic pathogénique.*

Les actes morbides s'enchaînent, naissent les uns des autres. Il faut donc connaître tous les actes morbides, les rapports de ces actes morbides entre eux et les conséquences de chacun d'eux pour le sujet.

« Νοσωσ » pour les Grecs, était la véritable maladie, le fait morbide immuable: en effet, la rougeole, la scar- *Diagnostic nosologique.*

latine, la grippe, le rhumatisme, la goutte, ne peuvent se transformer, se remplacer l'un l'autre ; mais l'herpétisme ou l'arthritisme peut se manifester par de la lithiase rénale ou biliaire, des hémorroïdes, de la migraine, de l'asthme, des névralgies, etc., qui peuvent se remplacer mutuellement chez le même sujet. Faire le diagnostic nosologique, c'est déterminer la nature de la maladie, c'est préciser le fait pathogénique initial, celui qui commande les autres et qui est le sujet de l'indication principale.

La lésion solidienne et l'altération humorale ne sont que des effets : elles naissent sous l'influence de l'état morbide. Cet état morbide est la conséquence soit de l'imprégnation de l'être vivant par des toxines, des diastases bactéridiennes, soit d'une lésion de la force vitale qui préside aux fonctions d'innervation et de nutrition, par l'action nocive de poisons cellulaires, organiques, minéraux.

Dire qu'un fait morbide est de nature tuberculeuse, syphilitique, goutteuse, arthritique, pneumococcique, streptococcique, c'est énoncer le diagnostic nosologique.

On doit donc demander des renseignements sur les antécédents pathologiques du sujet, et l'existence des pleurésies droites antérieures, seront des présomptions en faveur de la tuberculose. On doit examiner avec le plus grand soin l'état de la peau et des ganglions, les diathèses laissent la plupart du temps leur signature sur ces organes. On trouvera souvent des cicatrices résultant d'abcès ganglionnaires, de nature strumeuse, des hypertrophies ganglionnaires occipitales, de nature syphilitique, des traces d'éruptions sèches, prurigineuses de nature herpétique, des éruptions humides, plus indolentes, de nature scrofuleuse. La connaissance d'une attaque de rhumatisme terminée depuis peu peut faire reconnaître la nature de certains accidents pulmonaires ; celle d'une pneumonie antérieure indiquera la nature pneumococcique d'un épanchement pleural. L'hérédité a aussi une grande importance pour éclairer le diagnostic, surtout l'hérédité tuberculeuse et arthritique qui permet immédiatement de classer bon nombre de bronchites et d'asthmes.

De l'Analyse clinique

Le vitalisme dans son application à la médecine pratique invoque le secours de l'analyse clinique appliquée à la constitution des maladies pour en opérer la décomposition et déterminer la présence, la nature des affections primitives, la présence des actes morbides (tous deux éléments morbides), qui sont les principaux sujets d'indication. Cette partie de la philosophie médicale consiste dans l'exercice de divers instruments logiques au moyen desquels on décompose les maladies en leurs plus simples éléments. L'analyse est un de ces instruments logiques. C'est une méthode d'expérimentation et de raisonnement, appliquée à l'étude de la constitution élémentaire de la maladie. C'est cette méthode dont Bacon a fait l'application à toutes les branches des connaissances humaines, et qui a été fertile en heureux résultats. Ce procédé philosophique s'élève au-dessus de la perception des phénomènes. C'est ainsi que dépassant le terme des impressions reçues par les sens, l'analyse s'élève par la raison à la notion d'un ordre des choses qui leur sont cachées; elle découvre un fait abstrait dont l'existence est aussi réelle que celle d'un fait concret. Cette méthode est la seule qui éclaire d'un jour très vif la source des indications et donne à la thérapeutique une base rationnelle inébranlable.

L'Ecole de Montpellier s'énorgueillira toujours d'avoir
enfanté cette méthode clinique par la connaissance et
le traitement des maladies, méthode dont le Divin Vieillard
avait, il est vrai, jeté les premiers germes. Depuis Sau-
vages, qui admet autant de principes de maladies qu'il y
a d'états essentiels qui les produisent, l'Ecole de Montpellier n'a cessé de travailler sur le même plan. Mais
c'est vraiment Barthez qui, s'emparant de ce sujet avec
la force de la pensée, en forma la base d'une méthode de
traitement qui consiste à baser les indications principa-
les sur la considération et l'importance des éléments sé-
parés par l'analyse clinique. Voici à ce sujet les règles de
Barthez :

RÈGLES DE BARTHEZ

« Distinguer les éléments dont chaque maladie se com-
pose, c'est-à-dire les affections que la cause de la vie y
éprouve et les actes simples qu'elle y produit ensemble
ou successivement ; déterminer l'utilité d'une opération *Desiderata de*
morbide pour la conservation de l'individu, reconnaître *la Natura medicatrix.*
les éléments ou les groupes d'éléments qui sont stagnants
ou pernicieux et ceux qui tendent spontanément à une so-
lution favorable ; tel doit être, dit le maître Montpelliérain,
le but de toute la philosophie médicale et le fondement
de la thérapeutique. »

RÈGLES DE JAUMES

Voici les règles de Jaumes, le maître éminent qui a en-
seigné pendant près de vingt ans la pathologie générale
à l'Ecole de Montpellier :

« Par une première analyse, nous mettons à part les

éléments étiologiques, puis nous cherchons les éléments morbides. Une fois ces éléments connus, et leurs rapports réciproques déterminés, nous sommes en mesure d'établir les indications.

« L'élément sert puissamment à découvrir l'indication, il la rend rationnelle, il en est la raison; avant de poser l'indication il est bon d'avoir fait au préalable l'analyse de la maladie. »

RÈGLES DU PROFESSEUR GRASSET

« D'une manière générale, quand on a analysé un cas clinique en ses éléments, il faut distinguer parmi ces éléments ceux qui sont utiles et qu'il faut par suite favoriser, ceux qui sont réguliers dans la maladie et qu'il faut surveiller de près pour les réprimer s'ils prennent trop d'importance et enfin ceux qui sont franchement nuisibles et qu'il faut combattre. »

Ainsi donc, quand vous aurez examiné un malade et fait votre diagnostic, vous devrez, au moyen des règles énoncées ci-dessus, analyser votre cas clinique en ses éléments et juger de leur utilité, de leur régularité ou de leur malignité.

Ces éléments seront en partie la base de vos indications. En dehors de cette conception de philosophie médicale, et de ce procédé analytique, il n'y a que conseils sans supports, prescriptions empiriques, affirmations sans preuves.

L'analyse de la maladie terminée, les éléments morbides dissociés, leur importance, leur subordination, leur filiation établies, les symptômes étudiés en remontant à leur cause par l'étude de la physiologie pathologique, il faut maintenant établir les indications.

Permettez-moi, à ce propos, de vous rappeler la définition et les principes indispensables fondés par la doctrine Montpelliéraine.

L'indication est la détermination des besoins actuels de la « natura medicatrix » (Jaumes, Traité de Pathologie générale).

Sources et connaissances des indications

L'indication procède du diagnostic et du pronostic, quatre instruments logiques servent à reconnaître l'indication : la théorie, l'analogisme, l'induction tirée des appétits et des instincts et l'analyse clinique (Lordat, Préface des consultations de Barthez) et les symptômes.

Les sources d'indications sont la nature, la forme, le siège, les périodes de la maladie et l'état des forces.

Indication tirée de l'Analyse clinique

Il ne suffit pas qu'un élément soit reconnu, pour qu'il indique, c'est de l'appréciation comparative des parties constitutives de la maladie que sort l'indication.

On n'est pas autorisé à affirmer que l'indication tirée de l'élément morbide est toujours en première ligne, que l'élément indique toujours. On serait plutôt dans le vrai en disant que l'élément indique ou est susceptible d'indiquer.

Niemeyer et Jaccoud sont les seuls auteurs anciens qui, dans leur Traité de Pathologie, aient parlé d'indications ;

ils les divisaient en trois: indication causale, indication morbide, indications symptômatiques. Mais ils n'en
montraient point la source, ne faisaient point précéder
leur développement de l'analyse clinique indispensable,
de sorte que l'esprit ne saisissait point leur provenance.

Trilogie doctrinale

L'indication suggère la méthode, la méthode suggère l'agent, tel est l'ordre logique (Jaumes).

Les méthodes thérapeutiques de Barthez sont au nombre de trois : les méthodes naturelles, les méthodes analytiques, les méthodes empiriques.

Les premières ont pour objet direct de préparer, faciliter et fortifier les mouvements spontanés de la nature qui tendent à opérer la guérison de cette maladie. Les méthodes analytiques du traitement d'une maladie sont celles où, après l'avoir décomposée dans les affections essentielles dont elle est le produit ou bien dans les maladies plus simples qui s'y compliquent, on attaque directement ces éléments par des moyens proportionnés à leur rapport de force et d'influence.

Règles de la Méthode analytique

1º Le traitement de l'affection élémentaire qui est jugée dominer les autres affections ou avoir actuellement une influence considérable, doit être prédominant.

2º Il est de toute nécessité de combattre de prime abord l'élément qui, par sa gravité, expose le malade à un danger immédiat.

3º Choisir de préférence les agents thérapeutiques qui peuvent à la fois combattre plusieurs éléments morbides.

Méthodes empiriques. — Dans les méthodes empiriques du traitement d'une maladie, on s'attache directement à en changer la forme entière par des remèdes qu'indique le raisonnement fondé sur l'expérience dans des cas analogues.

Ces méthodes se prêtent un mutuel appui à certaines périodes de la maladie et peuvent être employées à tour de rôle. L'essentiel est de les employer avec opportunité.

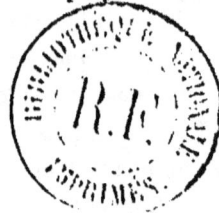

HABITUDE EXTÉRIEURE DU CORPS — FACIES

SYMPTOMES Fonctionnels

Toux doit être étudiée relativement à

- son siège..... gutturale, laryngée, croupale, bronchique, gastrique, hépatique, intestinale (vermineuse), utérine.
- sa nature..... nerveuse, férine.
- son caractère.. sèche ou humide.
- sa durée..... rare ou fréquente, continuelle, isolée, par groupes de 2 à 3.
- son rythme.... quinteuse, convulsive.
- son intensité.. légère ou forte.
- son timbre.... bruyante, rauque, sonore, sifflante, sourde, éteinte, voilée.

Expectoration

- mode de production.... facile ou laborieuse, avec toux, sans toux, par flots.
- quantité..... abondante, rare.
- aspect........ transparents, opaques, aérés.

Matières expectorées Caractères

- couleur........ incolore, blanc, grisâtre, jaune, jaunâtre, verdâtre, jaune-orange, rouge, rougeâtre, ensanglanté, rouge-brun, noir.
- forme......... nummulaire, irrégulière.
- consistance.... sereux-limpide (eau), spumeu-mousseux (écume), muqueux-filant (gomme), visqueux (émulsion), muco-purulent.
- odeur........ fade, alliacée, fétide, gangreuse.
- saveur........ douce, salée, sucrée, amère.
- composition... leucocytes, mucus, pus, cellules épithéliales, sang, fibres-élastiques, fausses membranes, matières mélaniques, tuberculeuses, cancéreuses, eschares, cartilages, hydatides, spirales de Curschman.

Bacilles { staphylocoques. streptocoques. }

Bactéries { pneumocoques. saprogènes-sarcines, etc. }

Signification et interprétation des Crachats

- des crachats séreux, albumineux, muqueux, muco-purulents.
- d'une tache ou strie sanglante dans une sécrétion muqueuse ou muco-purulente.
- d'une coloration rosée, diffuse, de crachats séreux.
- de la coloration rouillée, safranée, jus d'abricot, de pruneaux.
- coloration verte des crachats muco-purulents.
- coloration rouge des crachats.

OPPRESSION sous forme de
- polypnée, orthopnée.
- dyspnée aux deux temps de la respiration.
- dyspnée inspiratrice, dyspnée expiratrice.

DOULEUR THORACIQUE.....
1° sa présence ou son absence.
2° son siège.
3° son caractère.
4° sa durée.
5° son intensité.
6° sa pathogénie.
7° sa valeur symptomatique.

AIR EXPIRÉ.............
- odeur de marécage de gangrène.
- de sirop antiscorbutique.

SYMPTOMES PHYSIQUES

I. — Inspection... { Voussure.
Dépression.
Mouvements anormaux du thorax.
Tumeurs de la paroi thoracique.
Perforation.

II. — Palpation ... { Tensions.
Fluctuation.
Vibrations thoraciques.

III. — Mensuration. { Augmentation du volume de la poitrine.
Diminution du volume de la poitrine.

IV. — Percussion .. { Modification de l'élasticité des parois.
Sonorité.
Matité. Submatité.

V. — Auscultation. {

Murmure vésiculaire. {

1º Modification d'intensité. { Fort.
Faible.
Nul.

2º De rythme. { Rare, fréquente.
Saccadée, longue, courte.
Expiration prolongée.

3º De timbre. { Rude.
Bronchique ou tubaire.

4º De tonalité. { Caverneuse.
Amphorique.

5º Modification par bruits anormaux. { Râles secs. { Sibilants.
Ronflants.

Râles bullaires ou humides. { Crépitants.
Sous-crépitants.
Caverneux.
Gargouillement.

Bruits de frottement.
Craquements.

Voix. { Bronchique.
Chevrotante.
Caverneuse.
Amphorique.
Egophonie.
Pectoriloquie.

Toux. { Tubaire.
Caverneuse.
Amphorique.

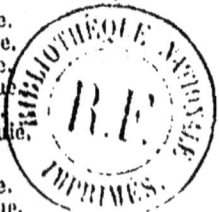

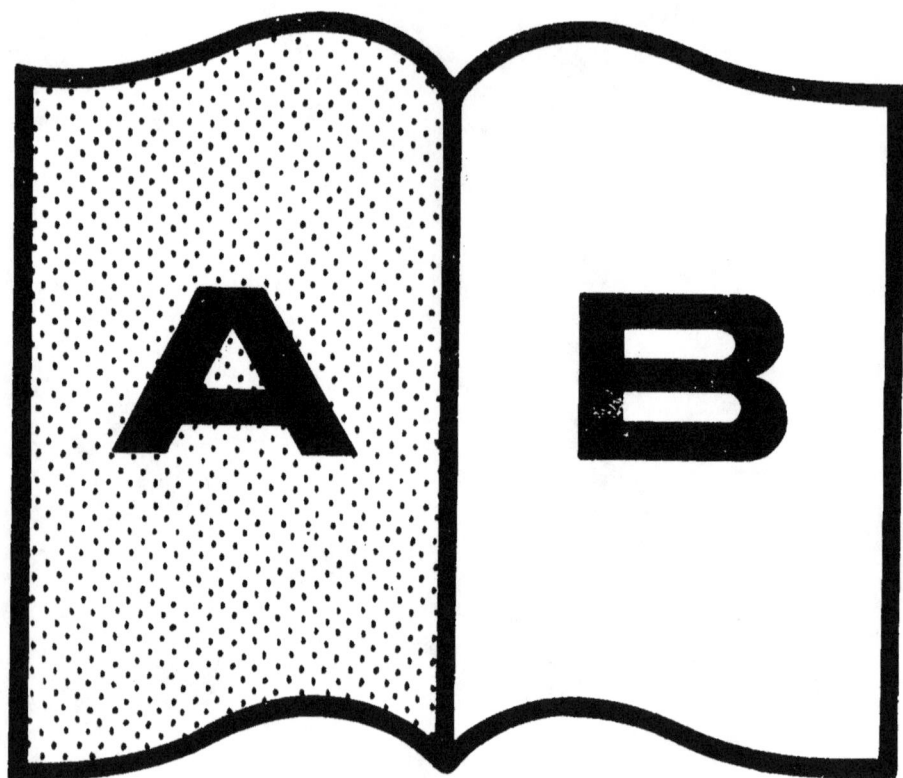

Contraste insuffisant

NF Z 43-120-14